# QUELLE INFLUENCE

DEVAIT NATURELLEMENT EXERCER SUR LA VIE, LES MŒURS, LA SANTÉ DES MARSEILLAIS, LEUR CHANGEMENT D'HABITATION EN ABANDONNANT L'ANCIENNE VILLE POUR S'ÉTABLIR DANS LES NOUVEAUX QUARTIERS ?

*Mémoire qui a été couronné par la Société académique de Médecine de Marseille, dans sa Séance publique du 1er août 1819;*

Par M. FORCADE, de Marseille, Docteur en Médecine de la faculté de Montpellier, ex-Médecin ordinaire des armées, ex-Médecin des Dispensaires et de la Maternité de Marseille, Membre de plusieurs Sociétés de Médecine.

*Augmenté du Plan d'une Topographie médicale de la ville de Marseille que l'auteur se propose de publier.*

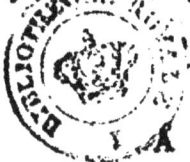

~~~~~~~~~

A MARSEILLE,

De l'imprimerie de Joseph-François Achard, imprimeur de l'Académie, boulevart du Musée.

1819.

# MÉMOIRE

Sur la question proposée par la Société académique de Médecine de Marseille, en ces termes:

« *Quelle influence devait naturellement exer-*
» *cer sur la vie, les mœurs, la santé des*
» *Marseillais, leur changement d'habitation*
» *en abandonnant l'ancienne ville, pour*
» *s'établir dans les nouveaux quartiers ?* »

---

Ut desint vires, tamen est laudanda voluntas.

*OVID.*

---

On ne saurait trop applaudir au zèle vraiment philanthropique dont est animée envers ses concitoyens la Société académique de Médecine de Marseille. Par la même raison que la question dont elle demande la solution, n'est applicable seulement qu'aux habitans de cette ville, justement célèbre; elle prouve en même tems que les médecins, en se réunissant en corps académique, doivent bien se persuader qu'ils sont des sentinelles vigilantes qui, par leurs lumières, leurs conseils, leurs travaux, doivent défendre les citoyens, avec qui ils sont appelés à vivre, de tout ce qui pourrait porter atteinte à leur conservation.

Chercher à connaître l'influence des choses, tant physiques que morales, sur la santé des habitans, les préserver de leurs effets destructeurs, tel est le but important, quelquefois difficile, que se propose celui qui s'occupe de l'hygiène ou salubrité générale.

Cette branche de la médecine à qui la question proposée se rattache essentiellement, peut être regardée comme une des plus importantes, d'une nécessité absolue pour tout être qui vit en civilisation. *Sanitas omnium rerum pretium excedit, omnisque felicitatis fundamentum est ità scientia vitæ ac sanitatis tuendæ omnium nobilissima, omnibusque hominibus commendatissima esse debet.* ( Hoffman ).

L'art de prévenir ce qui peut altérer la salubrité générale et de la maintenir intacte autant que possible, peut se réduire à deux classes d'objets physiques et moraux. Les premiers doivent comprendre : 1° les lieux dont la connaissance exige une bonne topographie de la ville de Marseille, les dispositions des quartiers, des rues, des maisons. 2° L'air, ici on doit étudier sa circulation, sa température, ses vices, les vents. 3° Les eaux, sous le triple rapport de la boisson, de l'arrosement, de leurs qualités minérales. 4° Les alimens et leurs propriétés, les médicamens et leurs abus. 5° Les vêtemens et leurs défauts. 6° L'exercice et le repos, les diverses professions, les arts, métiers, maladies propres à chaque classe d'habitans, le sommeil et la veille.

Les objets moraux doivent comprendre : 1° La religion et son influence. 2° La police. 3° Les institutions publiques, comprenant hôpitaux, prisons, lazaret, spectacle, les écoles, l'éducation physique, les manufactures, les fabrications. 4° Les coutumes propres aux Marseillais. 5° Les mœurs et les passions. 6° Les préjugés.

Le tableau que je viens d'offrir embrasse en entier toute la science de l'hygiène ; il me servira souvent de guide dans le cours de ce mémoire. La tâche que je m'impose est difficile à remplir. D'un côté, se présente l'impossibilité d'offrir à la savante compagnie, au jugement de qui je soumets mon faible ouvrage, quelque chose digne d'elle ; d'un autre côté, étudier la vie, les mœurs, la santé des habitans d'une grande ville, exige, indépendamment des connaissances mé-

1 *

dicales, d'être encore moraliste, littérateur, historiographe.

Le médecin, qui veut dignement remplir son devoir·envers ses concitoyens, a de grands obstacles à vaincre ; il a besoin d'être armé d'un glaive à deux tranchans pour déraciner tant de vieux préjugés, de folles erreurs, de vicieuses habitudes et de fougueuses passions. En homme éclairé et prévoyant, il doit instruire ses semblables sur la nécessité de suivre tels ou tels préceptes, les dangers auxquels ils s'exposent en méconnaissant ses salutaires avis. Et dut l'ingratitude être en raison directe de ses philanthropiques efforts ; dussent ses prédictions, comme celles de Cassandre, s'adresser à des hommes qui ont des yeux et des oreilles pour ne rien voir et ne rien entendre, le sentiment d'avoir voulu faire le bien sera toujours sa plus douce récompense.

Je donnerai un aperçu général sur Marseille ancienne et moderne, les changemens, agrandissemens, améliorations et embellissemens qui se sont succédés jusqu'à ce jour, ce qui forme l'ensemble de la ville nouvelle ; je m'occuperai sommairement de la vie, des mœurs, de la santé des anciens Marseillais, pour entrer dans des plus grands détails sur celles des nouveaux, en faisant des recherches, aussi scrupuleuses que possible, sur l'influence qu'ont dû exercer sur eux les nouveaux quartiers, et les conséquences que j'en déduirai, à l'aide du flambeau de l'hygiène , me donneront la solution de la question proposée.

## I.

Nous possédons, sur l'histoire de la ville de Marseille , une certaine quantité d'ouvrages plus ou moins exacts, plus ou moins curieux , plus ou moins instructifs. Tels que par exemple l'histoire de Marseille, par *Ruffi* ; de l'ancienne académie de Marseille et de l'histoire de cette ville, par *Olivier* ; de l'époque de la fondation de Marseille et sur l'ancienne langue des Marseillais , par *Carri* ; poëme sur le même sujet, par *Dulard* ; projet d'une nouvelle histoire de Marseille, par *de Porrade* ; de l'ancienne législation des Marseillais, par l'avocat *Artaud* ; de la conformité des lois et des mœurs avec les anciennes, par *Ricaud* ; des progrès des sciences naturelles à Marseille, par le docteur *Raymond* ; nous possédons encore de ce célèbre médecin la topographie médicale de la ville de Marseille une des meilleures qui existent dans ce genre, qui se distingue par une profondeur de vue, par une clarté, et surtout une méthode qui doivent servir de guide à tout médecin qui voudra s'occuper d'ouvrages en ce genre. Je dois observer néanmoins qu'il serait à désirer que l'on travailla à une nouvelle topographie de la ville de Marseille. Un ouvrage de cette nature comparé avec celui de Raymond serait d'autant plus important que de 1779, époque où ce dernier écrit a paru, jusques à aujourd'hui, il y a eu de grands changemens à Marseille, soit que nous les envisagions sous le rapport de son agrandissement, de ses embellissemens, soit sous le rapport du climat et du régime de vie des habitans. Parmi les ouvrages qui restent encore à passer en revue je dois citer *Grosson*, des antiquités des Marseillais ; *Papon*, abrégé de l'histoire ancienne de Marseille ; *Guis*, Marseille ancienne et moderne ; je ne dois pas passer sous silence les différentes lettres sur Marseille que renferme la Ruche Provençale, et qui sont écrites avec autant d'élégance que d'instruction, par le docteur Lautard.

Les ouvrages que je viens de désigner me dispensent de présenter l'histoire de Marseille ; mon sujet ne me permet pas de la suivre dans toutes ses phases politiques, ni de parler de la sa fondation lorsque les Phocéens vinrent dans la Gaule pour la fonder la première année de la XLV olympiade de Rome 154 et 600 ans avant

J. C., jusqu'au moment où, par la volonté de Louis XIV, elle perdit entièrement son autonomie pour faire partie intégrante du royaume de France, dans lequel espace de tems, d'abord de libre et indépendante , elle passa sous le joug de César, des Gots, des Bourguignons, des Visigots , des comtes de Provence et de Louis XIV. Mais je dirai aux Marseillais soyez fiers de votre origine et de vos ayeux ; votre ville natale ne s'est jamais démentie de la célébrité qu'elle a justement acquise dans l'espace de 24 siècles. Combien Athènes et la Phocide n'auraient-elles pas sujet de s'enorgueillir de la nommer leur fille, si le tems, qui se joue à-la-fois et des hommes et des empires, n'avait pas fait entrer cette belle portion de la Grèce dans un état de barbarie. Votre ville fut l'émule de Carthage et la superbe Rome elle-même ne dédaigna pas de la prendre pour modèle et de l'entendre nommer sa sœur. *Cicéron* l'appela la maîtresse des Gaules, et *Pline* la maîtresse des études. L'occident, et tout le pays des Gaules, étaient plongés dans les ténèbres et la barbarie, tandis que Marseille avait porté la civilisation au plus haut degré et de plus la communiqua à ses voisins. Dire qu'elle donna le jour à *Euthymènes* et *Pythéas*, c'est dire que la géographie, l'histoire naturelle, l'astronomie, en un mot, les sciences physiques et mathématiques furent portées à un point d'élévation extraordinaire ; aussi l'art de la navigation fut poussé si avant, à l'aide des deux grands hommes que je viens de citer, que Marseille eut par ce moyen la suprématie comme ville de commerce, pour prouver combien l'esprit humain avait fait des progrès à Marseille, c'est que ces mêmes *Euthymènes* et *Pythéas* avaient écrit un siècle avant que Rome eût produit aucun écrivain. En nommant ensuite *Démosthènes*, *Crinas*, *Charmis*, nous sommes convaincus que les sciences médicales étaient exercées avec éclat, puisque *Strabon* nous assure que Marseille établit une école de médecine et entretenait des professeurs : que, outre l'art de guérir, cette école embrassait les sciences, les arts, les belles-lettres et la jurisprudence. La botanique dut tellement aux recherches des Marseillais, qu'elle fut enrichie d'un grand nombre de plantes qui portèrent le nom de leur ville dans toute l'Europe et l'Asie mineure.

La plantation de l'olivier avant qu'il fut connu en Italie, et la culture de la vigne, prouvent encore que l'agriculture dut son accroissement aux Marseillais.

Marseille ne fut point étrangère à la gloire militaire ; ses forces navales la rendirent dominatrice des mers ; son superbe arsenal, qui fut réputé un des meilleurs, et la victoire complette qu'elle remporta sur Annibal, lors de son passage dans la Gaule Narbonaise, le prouvent assez. Mais l'équité et la gravité des mœurs qui la dirigeaient alors, l'honorent encore plus que sa futile gloire.

En un mot, je ne crains pas d'être tancé d'exagération en disant que puisqu'il était dans les desseins de la Providence que Rome fût la capitale du monde entier, sans cette dernière, ç'eût été Marseille.

Marseille fut bâtie sur un terrain pierreux et élevé en forme d'amphithéâtre, ayant au midi un port creusé dans le roc et d'une figure ovale à-peu-près. Cette ville fut bâtie dans le bon goût (1). Elle dut être d'une grandeur considérable, puisque dès sa naissance elle effraya ceux qui avaient cédé librement le terrain pour la bâtir (2). Elle dut être encore bien peuplée,

---

(1) Raymond, Discours sur les progrès des sciences naturelles à Marseille.

(2) Lautard, Ruche Provençale;

2

puisqu'elle fonda plusieurs autres colonies soit à l'orient comme à l'occident (1).

La plus grande partie de la ville était placée sur le penchant méridional d'une colline qui la mettait à l'abri du vent du nord. Les principales rues, tirées du levant au couchant, jouissaient de l'exposition très-salutaire du nord au sud et des brises de la mer. Toutes les rues étaient étroites et tortueuses, et tel est encore l'état de la ville vieille, qui est l'ancienne Marseille. Par ce moyen, on voulut mettre la ville à l'abri des vents.

La ville était entourée de la mer dans les deux tiers de sa circonférence, comme une presqu'île. Le terroir complanté en vignes et oliviers; les montagnes étaient recouvertes d'arbres de haute futaie, et les collines étaient beaucoup plus hautes qu'aujourd'hui, parce qu'elles n'avaient pas été dégradées comme elles le sont, à un point vraiment alarmant pour le climat et la santé des habitans, comme j'aurai occasion de le prouver plus bas.

Nul doute que l'air de cette ville ne fût essentiellement sain : rafraîchi en été par la

---

(1) Monaco, la Tarbie, Nice, Fréjus, Antibes, Grimaud, Hières, Avignon, etc.

verdure des montagnes, ainsi que par les brises journalières ; tempéré l'hiver par les mêmes causes, sa bonne exposition et l'exacte culture de son terroir. Les Grecs et les Latins étaient trop versés dans la science économique pour ne pas observer exactement les lois de la salubrité dans le choix des emplacemens de leur habitation.

Le luxe était proscrit par les lois ; l'aisance que soutenaient les bonnes mœurs avait empêché l'existence des hôpitaux, parce qu'il n'y avait point de pauvres. Les citoyens ne prétendaient qu'à se distinguer par les vertus et les services, la pompe et la parure des habits leur auraient été inutiles. Austère gardienne des mœurs cette ville ne voulut ni théâtre, ni comédiens.

Par le rapide exposé que je viens d'offrir, on peut conclure que les maladies devaient être peu fréquentes chez ces fortunés habitans, que la salubrité de la contrée et la facilité de la subsistance devaient rendre la vie plus longue et que cette même vie coulée au sein des plus belles vertus, offrait l'exemple de mœurs bien différentes de celles de leurs neveux.

## I I.

Nous allons maintenant entrer plus avant dans le sens de la question proposée ; nous allons pro-

2 *

mener nos regards sur Marseille moderne, et traitant spécialement des nouveaux quartiers, nous examinerons l'influence qu'ils ont dû y exercer sous le rapport de la santé et de la vie. Le résultat sera pour l'affirmative; mais nous ne tarderons pas, en passant à l'examen des mœurs, à nous convaincre de la dangereuse influence qu'ont dû exercer sur elles le luxe, la richesse, la magnificence et l'ambition du gain. Et combien d'affections morbides ne voyons-nous pas se reproduire chez les deux sexes, dépendantes des causes que nous venons de signaler.

Tout concourt à présenter Marseille aux yeux de l'étranger sous un aspect vraiment imposant. Sa position géographique, ses vastes relations commerciales, la beauté de son site, la douceur de son climat, des quartiers bâtis dans le bon goût, des plaisirs sans nombre, *etc.* Aussi n'a-t-on pas hésité de la nommer une Sirène.

Marseille se compose de deux portions de ville; l'une dite vieille, qui paraît être la plus peuplée, et la ville neuve. La première s'élève en forme d'amphithéâtre sur le penchant méridional d'une grande colline qui a vingt-quatre toises au-dessus de la mer; elle en recouvre le sommet et descend peu sur la face septentrionale ou le terrain est très-élevé. Les rues diri-

gées du levant au couchant, procurent bien aux
maisons la salutaire exposition du nord au
sud , mais elles sont tortueuses, humides, mal-
propres. La ville neuve , au contraire, est infiniment plus vaste; elle commence d'abord au levant
de la vieille , s'étend dans la même direction sur
la même colline , descend ensuite au midi dans
une grande plaine et se repliant au couchant, se
prolonge de ce côté le long du bord méridional
du port et au bas de la face septentrionale d'une
autre colline.

Le port est dirigé du couchant au levant, il
est oblong , entouré de collines excepté au
couchant où il s'ouvre dans la mer par une petite
embouchure. C'est le port de toute l'Europe qui
offre l'asile le plus sûr aux navires.

Cette nouvelle ville présente une série de
beaux quartiers, une grande quantité de superbes
rues , toutes tirées au cordeau , larges, droites,
propres ; les unes vont du nord au sud, et donnent aux maisons l'exposition du levant au couchant ; mais la plus grande partie dirigée du
levant au couchant, donnent l'exposition infiniment plus salubre du nord au sud. Les maisons sont bien bâties, dans un bon goût, spa-
cieuses, bien aérées. Là sont encore des belles
allées d'arbres de haute futaie au centre même

de la ville ; de magnifiques boulevarts, qui ,
entourant la ville, offrent une promenade de
trois quarts de lieues environ où l'on rencontre
à certaines distances de belles fontaines qui ne
contribuent pas peu à entretenir une fraîcheur
bien salutaire. Les avantages que les habitans
retirent sous le rapport de la salubrité générale
de ce précieux embellissement, sont incalculables.
A d'inutiles remparts, qui, dans l'été échauffés
par les rayons du soleil, et dont la réflexion
donnent souvent au sol jusqu'à 6o degrés de chaleur, a succédé un terrein couvert d'arbres qui
communique à l'atmosphère une fraîcheur dé-
licieuse. De grands ruisseaux, coulant sans cesse
le long des rues, donnent une grande propreté
et tempèrent, par des arrosemens répétés jour-
nellement pendant l'été, les chaleurs excessives
et l'aridité du sol qui sont encore beaucoup plus
intenses depuis peu d'années. J'en énumèrerai les
causes ci-après.

Les eaux propres à la boisson sont infiniment
plus salubres dans les nouveaux quartiers que
dans la ville vieille, et notamment dans ceux
qui avoisinent les deux côtés du port où elles
sont saumâtres et peuvent procurer beaucoup
d'indispositions. Tandis que les autres quartiers
sont pourvus d'une grande quantité de fontaines

et chaque maison possède un puits dont les eaux sont limpides et pures. Elles coulent sur des lits de sable ou de gravier, ce qui les rend plus légères, fraîches et saines. Les puits de l'ancienne ville sont constamment argileux, aussi les eaux sont-elles inférieures en bonté.

Ce n'est pas sans inquiétude que nous devons remarquer que les sources diminuent depuis long-tems, et même d'une manière calamiteuse. La sécheresse effrayante de la température dont j'essayerai de signaler les causes plus bas, et le défrichement des montagnes, nous procurent cette disette irréparable.

Lorsqu'avant la révolution, les collines et les montagnes étaient garnies de bois épais et touffus qui nous environnaient même (jusqu'à 10 à 12 lieues à la ronde), on peut dire, sans exagé-ration, que le sol était fécondé par les influences célestes; les saisons étaient réglées, l'hiver était doux, le printems humide légèrement venteux, l'été serein, l'automne pluvieuse; les pluies réglées de cette dernière saison, qui fécondent et régénèrent tout ce que la terre reçoit dans son sein, ne manquaient jamais d'aviver les sources et de fertiliser les champs.

La main dévastatrice de la révolution, qui a porté un fer impie sur les forêts bienfaisantes, est cause que maintenant les vents, dont l'impétuosité était arrêtée par les forêts voisines, ne trouvant plus d'obstacles, des frimats ou trop précoces ou trop tardifs détruisent nos espérances.

Les exhalaisons humides qui s'élevaient des coteaux et des vallons chargés de bois, qui, dans le printems, se changeaient en rosées bienfaisantes ou en pluies douces qui ranimaient la végétation, s'évaporent maintenant dans l'atmosphère qui n'offre plus qu'un ciel d'airain. Aussi l'hiver est tantôt glacial, tantôt doux, le printems sec, l'été aride et brûlant et l'automne même, avare d'eau, après nous avoir donné quelques pluies qui ne peuvent étancher la soif de la terre, nous livre à la sécheresse d'un second été. C'est le tableau malheureusement trop vrai que nous a offert l'an 1818. Quelques orages accidentels remplacent de loin en loin les pluies, mais les eaux qui en résultent roulent avec une rapidité qui détruit et ravage, et ne laisse pas à la terre le tems de s'en humecter ; aussi les sources tarissent et ne suffisent pas à nos besoins.

## I I I.

En parlant de l'air, soit sous le rapport de sa circulation, de sa température, de ses vices,

soit sous le rapport des vents, nous aurons lieu
de nous convaincre que les habitans de la ville
neuve sont beaucoup plus avantagés que ceux
de la ville vieille.

Des rues longues et larges, tenues propres par
l'avantage que l'on retire des arrosemens , cou-
pées directement soit du nord au sud , comme
de l'est à l'ouest ; des maisons vastes offrant
constamment deux issues à l'air, assurent à celui-
ci une circulation facile et libre. L'habitant est
à l'abri des funestes effets d'une stagnation toujours préjudiciable à la santé. Tandis que la
construction de la ville vieille est telle que les
rues en étant étroites et tortueuses , les maisons
hautes et mal percées , l'air naturellement plus
vicié ne peut circuler librement , les vents eux-
mêmes sont ou concentrés ou refoulés , et l'habitant de cette portion de Marseille se trouve
ainsi exposé à toutes les intempéries.

La température de l'air diffère sensiblement
dans les différens quartiers de la ville. Toutefois
nous pouvons dire que le froid et le chaud sont
beaucoup moins intenses dans les nouveaux quartiers que dans les anciens. La température doit
sa douceur au voisinage de la mer, qui , faisant
la moitié de l'horizon , contribue , par la cons-
tance de sa chaleur, autant que par son de-

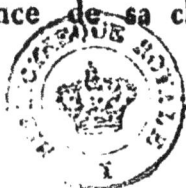

3

gré de latitude à cette même douceur. Les
brises qui sont engendrées par l'action suc-
cessive et alternative de la raréfaction de l'air sur
la mer et sur la terre, causée par la chaleur du
soleil, tempèrent et purifient l'air. Elles écartent
les nuages, la neige, la grêle, les orages qui
sont fréquens dans l'intérieur de la Provence à
trois et à quatre lieues de la côte.

Le ciel est ordinairement beau et serein plutôt
que chargé de nuages. Les brouillards sont quelquefois fréquens; ils sont sans odeurs et nulle-
ment nuisibles. La ville éloignée des lieux maré-
cageux est parfaitement à l'abri des accidens
qu'entraîne un tel voisinage. Les brouillards qui
paraissent le matin sont de suite dissipés par le
soleil. Ceux de l'été, poussés par la mer vers le
continent où l'air se trouve raréfié par la chaleur, tombent sous la forme d'une rosée qui est
toujours salutaire.

L'air des nouveaux quartiers sous le rapport des
vices, offre une différence avec celui de la ville
vieille, qui est au désavantage de cette dernière.
Excepté les quartiers du port et des quais où pendant l'été il s'exhale de mauvaises odeurs à cause
que les ruisseaux de la ville vont y aboutir; toute
la ville neuve a l'avantage d'être éloignée des fabriques sans nombre dont fourmille l'ancienne.

Tant de fabriques à savon, de tannerie, de colle-
forte, de chandelle, de soufre, de sucre, etc.,
quoique n'étant pas essentiellement nuisibles à la
santé, n'en vicient pas moins l'atmosphère. La
majeure partie du sexe surtout dont la suscepti-
bilité nerveuse est extrême, ne s'accommoderait
guère d'un pareil voisinage.

Nous ne pouvons passer sous silence la grande
sécheresse de l'atmosphère dont la continuité tient
à la fréquence du vent du nord-ouest dont je
parlerai un peu plus bas, à l'état pierreux et sa-
bloneux du sol et à la multiplicité des fabriques
à feu.

Le sol est d'une aridité extrême, rocailleux et sa-
bloneux dans la plus grande partie de son étendue, il doit nécessairement communiquer à l'atmosphère une chaleur constante. De plus, des montagnes nues, des murailles qui découpent le terroir
en tout sens, refléchissent les rayons solaires et les
renvoyent à la ville. Les bois dont j'ai déploré
la dévastation en parlant des eaux, n'exerçant
plus leur salutaire influence, sont la cause de
l'aridité de l'atmosphère. En effet, garnissant les
montagnes et les collines ils entretenaient la fraîcheur de l'air; ils donnaient à la terre altérée des
rosées bienfaisantes; ils arrêtaient dans leurs cours
les brouillards dévorans qui s'élévent du sein do

3 *

la mer et qui se répandant aujourd'hui sur le sol
le dessèchent et le brûlent. La dévastation s'est
étendue jusque dans le creux des rochers pour
arracher les racines qui restaient encore, et
la terre n'étant plus retenue a laissé le roc à dé-
couvert.

Le docteur *Raymond*, dans sa topographie,
se plaignait que la grande quantité de fabriques
à feu était une des causes puissantes de la
sécheresse de l'atmosphère, combien doit-elle
être plus forte aujourd'hui où on a tant multiplié les fabriques à feu et surtout celles de soudes
factices, genre de fabrication que la guerre a
créé et que la manie de vouloir s'isoler maintient
et perpétue. Je pourrais facilement en signaler les
mauvais effets, si ce n'était pas une corde trop
délicate à toucher.

Cette sécheresse de l'air est moins intense dans
les nouveaux quartiers que dans la ville vieille,
en ce que la première est située dans un terrein
bas, beaucoup de ruisseaux y circulent; ou-
verte du côté du Port, elle est accessible par
ce moyen au vent d'ouest, qui, dans l'été
même, donne beaucoup de fraîcheur.

Les vents du sud-est et de nord-ouest sont les
plus fréquens, et ceux qui règnent alternative-
ment à Marseille. Ce dernier plus fort et presque

toujours froid, est très-sec, écarte la pluie et les nuages. L'autre toujours humide et nuageux, amène la pluie spécialement aux équinoxes. Les autres vents sont ordinairement peu forts (1).

Le vent de nord-ouest est encore plus extraordinaire par sa force que par sa fréquence ; il dure plusieurs jours de suite ; il est constamment froid, même pendant la canicule.

Ce vent ne contribue pas peu à rendre l'air parfaitement pur, à chasser au loin tout miasme délétère, en un mot, à faire de la ville de Marseille un pays où les maladies sont beaucoup moins fréquentes que partout ailleurs. Attribuons plutôt les maladies que produit son intempérie au luxe effréné des habitans de la nouvelle ville, inévitable résultat de la dépravation des mœurs. Les nouveaux quartiers, vu leur position, qui est plus basse que celle des anciens, la bonne disposition des rues où le vent ne saurait ni s'engouffrer, ni stagner, procurent des avantages réels à ceux qui les habitent. Cette portion de la ville jouit encore de l'heureuse influence des vents d'été, principalement du vent d'ouest, qui modèrent les chaleurs et entretiennent la sérénité du ciel.

_____

(1) Raymond, Topographie de Marseille.

## I V.

Je vais m'occuper spécialement dans ce paragraphe de l'influence qu'a dû exercer, sur les mœurs, l'occupation de la ville nouvelle.

Chez les anciens Marseillais, les mœurs étaient infiniment recommandables, les vertus et les services faisaient toute leur distinction : le luxe était banni chez eux. Mais le génie, les talens, les vertus d'une génération ne se transmettent point intactes à celle qui suit; cette dernière, élevée dans d'autres principes, prend une autre forme et d'autres mœurs. Le commerce extrêmement étendu que Marseille faisait avec l'Italie, les Grecs, les Africains, amollit ses mœurs; elle oublia ses premières maximes; sage et laborieuse elle s'était enrichie par la frugalité et le travail, elle se corrompit par le commerce.

Marseille, dit l'auteur de l'esprit des lois, retraite assurée au milieu d'une mer orageuse; Marseille, ce lieu où tous les vents, les bancs de la mer, la disposition des côtes, ordonnent de toucher, fut fréquentée par les gens de mer. La stérilité de son territoire détermina ses citoyens à l'économie. Il fallut qu'ils fussent laborieux pour suppléer à la nature qui se refusait; qu'ils

# ( 23 )

fussent justes pour vivre parmi les nations barba-
res; qu'ils fussent modérés pour que leur gouver-
nement fût toujours tranquille; enfin, qu'ils eussent
des mœurs frugales pour qu'ils pussent toujours
vivre d'un commerce qu'ils conserveraient toujours plus sûrement lorsqu'il serait moins avan-
tageux.

*Montesquieu* ajoute que partout où il y a
du commerce, il y a des mœurs douces, et que
l'éducation a commencé ou achevé ce que le
commerce entretient (1).

Par quelle fatalité faut-il que ce qui devrait
être la source de jouissances paisibles et de
bonheur pour celui qui l'exerce soit précisément
la cause de sa dépravation et de la ruine de sa
santé! La fortune ne prouve-t-elle pas d'une
manière évidente qu'elle est trop inconstante pour
compter toujours sur ses faveurs? Ne semble-t-il
pas qu'elle se plaît dans ses caprices à réduire à
la médiocrité et souvent à la misère ceux qu'elle
a le plus caressés. L'ambition démesurée d'ac-
croître ses richesses, la soif intarissable de l'or,
ont de tout tems bouleversé les plus riches for-
tunes, lorsque l'ambitieux n'a pu mettre un terme

---

(1) Plût à Dieu que cette maxime pût trouver son application maintenant.

à ses spéculations et se borner à la jouissance sûre et paisible de ce qu'il a acquis par des chances heureuses.

L'ensemble de la population de Marseille offre à l'œil curieux et scrutateur de celui qui aime à observer des différences qu'il est bon de connaître. Cette grande cité présente plusieurs sortes d'habitans qui diffèrent entr'eux d'une manière bien sensible quant aux caractères, mœurs et régime de vie. La ville vieille se compose de deux classes d'individus bien différens sous beaucoup de rapports. La première, forme une population immense eu égard à l'emplacement qui la renferme. Là se rencontrent la classe ouvrière et la classe indigente, occupant des maisons basses et humides où sont entassés dans chacune d'elles, deux, trois, quatre, jusqu'à dix familles, toutes plus nombreuses les unes que les autres. Les maisons y forment des rues extrêmement étroites et tortueuses et constamment mal propres; l'air n'y est pas toujours pur, ce qui joint à une vie animale mal saine, rend cette partie de la ville susceptible de contracter avec facilité les épidémies. Le tempérament bilieux et pituiteux domine en général chez ces habitans. Les individus des deux sexes ont un accent âpre et dur, des manières basses, rudes

et communes, un caractère vif, pétulant et in-
discipliné, des mœurs grossières.

Les pêcheurs que comprend l'autre portion
de la ville vieille, forment, pour ainsi dire,
une colonie à part. Là on respire un air plus
sain ; le régime de vie et les mœurs de ce peu-
ple intéressant, méritent d'être connus. Ils ont
un tempérament sanguin, leur complexion est
charnue, leur constitution vigoureuse. Ils ont
la voix grave et l'accent traînant, le naturel brus-
que mais bon. Ils vivent plus sur mer que sur
terre, et trouvent, dans leur travail, sans peine
d'esprit, une subsistance plus facile et plus
saine. Eloignés toute la semaine du commerce
des autres hommes, ils n'en contractent point
les vices ; leur innocence et leur probité ne sont
point altérées, et leurs jours s'écoulent avec des
mœurs pures et simples, et un corps sain. Les
hommes avancés en âge sont de vrais patriar-
ches et de bons pères de famille. Le malheur
et l'infortune ont constamment trouvé un asile
chez eux.

Mais quand nous voulons jeter les yeux
sur les mœurs des habitans des nouveaux quartiers, nous ne tardons pas à nous convaincre
qu'elles ont dû y recevoir une atteinte bien
funeste, soit par les passions, suite inévitable

4

de l'aisance, des richesses ou de la soif de les acquérir, soit par le luxe en tout genre, et soit par le régime de vie.

Les passions ne sont autre chose que des désirs de nous procurer un ou plusieurs objets dont la possession doit nous faire éprouver des sensations agréables, et éloigner ceux qui peuvent nous en faire éprouver de désagréables; accompagnées d'un changement ou d'une altération quelconque dans la vie organique; elles sont inséparables de notre existence et font le bonheur ou le malheur de notre vie, suivant qu'elles sont bien ou mal dirigées, heureuses ou malheureuses. Sans elles, semblables à ces êtres qui végètent plutôt qu'ils ne vivent, nous n'éprouverions aucune de ces sensations délicieuses qui nous mettent au-dessus des dangers; mais aussi nous ne serions jamais réduits à la triste nécessité de maudire notre existence par les cruelles douleurs dont nous sommes tourmentés lorsqu'elles nous rendent malheureux. Jeté dans le tourbillon du grand monde, habitué à vivre dans l'aisance, mais forcé pour l'acquérir ou la conserver à courir les chances équivoques de la fortune, comment n'être pas en proie aux passions ?

Le luxe, que l'on étale dans les grandes villes,

joint au régime de vie que l'on y suit, contribuent essentiellement à la dépravation des
mœurs et à l'altération sensible de la santé. Peut-
il résulter de bonnes mœurs et une robuste santé
là où se trouve le luxe le plus désordonné,
soit dans les ameublemens et les vêtemens ; là
où la tyrannique mode exerce le plus grand
despotisme ; là où la somptuosité et la magnificence des repas sont si peu en rapport avec les
saines règles de l'hygiène ; là où les plaisirs
si frivoles, si vains et si ruineux se multiplient
à l'infini ; là, enfin, où l'on voit les jeunes gens
des deux sexes montrant la vie licentieuse de
leurs parens, par leur chétive constitution physique, et un moral blasé par l'action de ces
mêmes plaisirs avec qui on les a si souvent mis
en rapport, et qui ont en quelque manière
desséché leur cœur en incendiant leur imagi-
nation.

Toutes les passions sensuelles, a dit *Jean-
Jacques*, logent dans des corps efféminés ; elles
sont d'autant plus violentes, qu'ils peuvent moins
les satisfaire ; plus le corps est faible, plus il
commande, plus il est fort, plus il obéit.

D'après le tableau que je viens de tracer plus
haut, quels effets ces mêmes passions ne doi-
vent-elles pas exercer ? Il faudrait un traité

4*

*ex professo* pour signaler les maladies sans nombre qui peuvent en résulter. Si de nos jours nous avons tant à déplorer, chez les adultes, des morts subites si répétées provenant d'affections organiques internes, chez les enfans tant de maladies cérébrales et autres, résultat inévitable d'une constitution viciée ; chez les deux sexes tant de phthisies pulmonaires, de maladies organiques de l'utérus, cancers, pertes, chlorose, obstructions, hystéricie, *etc.* ne l'attribuons qu'à une dépravation déplorable dans les mœurs, à un régime de vie anti-hygiénique, et à une éducation vicieuse.

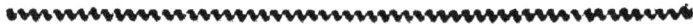

# PLAN

## D'UNE TOPOGRAPHIE MÉDICALE

### DE LA

### VILLE DE MARSEILLE (1).

> Da veniam scriptis , quorum non gloria
> nobis causa , sed utilitas officiumque
> fuit.

L'étude de la science de l'homme forme le domaine exclusif de la médecine ; le guérir ou le préserver de la maladie : voilà le but de cet art éminemment philanthropique.

La médecine marche à pas de géant vers la perfection. L'ignorance présomptueuse , la routine aveugle , l'esprit dominateur des sectes , l'imperfection d'un langage vicieux , l'usage abusif de la science même , se réunissaient pour nous tromper. Mais toutes ces causes si fécondes d'erreurs ne peuvent se perpétuer long-tems avec

(1) Ce plan de topographie a été lu à la séance particulière de la Société académique de Médecine, le 10 août 1819, aux applaudissemens unanimes des membres présens à la séance.

la masse imposante de connaissances et d'obser-
vations, qui s'accroît tous les jours, et qui
déjà porte la lumière dans les replis les plus ca-
chés de la science.

Le besoin impérieux de penser par soi-même,
qui nous a fait conquérir pour jamais cette in-
dépendance philosophique ( j'entends en médecine )
dont notre siècle aime à se glorifier, entraînera
la chute de toutes les sectes ; et le droit de com-
mander à l'opinion, ne sera plus le partage des
hommes jaloux de la soumettre plutôt que de
l'éclairer. La belle sentence de *Sarcone* trouve
actuellement son application d'une manière in-
contestable ; les écoles de médecine fourmillent
de jeunes médecins et de nombreux disciples qui
sont l'honneur et l'espérance de l'art, par leurs
travaux multipliés, le désir de voir et juger par
eux-mêmes, dédaignant de jurer *per verba ma-
gistri*, à quel degré de perfection ne va pas
arriver la science de l'homme ! Et si les illustres
professeurs dont s'honorent nos facultés, sont
des astres qui doivent éclairer la médecine, ils
ont leurs satellites qui veillent autour d'eux,
et qui les observent. La main du génie repousse
les nuages qui obscurcissent les sciences, le
flambeau de l'analyse les dissipe, ainsi l'anato-
mie est à son plus haut degré : l'étude de l'ana-

tomie pathologique, mieux sentie et mieux étu-
diée, va conduire la physiologie à sa perfection;
par elle la pathologie cessera d'être spéculative,
et par une conséquence inévitable, la thérapeu-
tique sera raisonnée; l'hygiène, par le progrès
des sciences physiques et les travaux des mo-
dernes, a été recréée de nos jours et portée à son
plus haut point d'élévation.

Cette branche de la médecine, qui s'applique
à conserver la santé et à prévenir les maladies,
obtient, de jour en jour, tous les succès qu'elle
avait droit d'attendre; elle brûle d'un nouvel
éclat, elle acquiert de puissans moyens pour
écarter les causes des maladies; ces causes tiennent à l'altération de l'air dans ses qualités physiques où chimiques, aux qualités du sol; ces
causes tiennent aux alimens, aux boissons, aux
mœurs, aux habitudes, aux travaux, aux abus de
l'exercice, du repos, du sommeil, de la veille, *etc.*
Eh bien! la médecine conservatrice ou hygié-
nique est perfectionnée de telle manière que
les moyens diététiques, et les remèdes préserva-
teurs découlent de principes fixes et de règles
exactes.

Les topographies médicales se rattachant essentiellement à cette branche importante de la médecine, avec quelle facilité ne doit-on pas par-

venir à les perfectionner. La science médicale
retire de si précieux avantages des bonnes topographies, que les sociétés savantes s'en sont toujours occupées et n'ont cessé d'applaudir et de
couronner les louables efforts des médecins phi-
lanthropes qui ont consacré leurs veilles à de si
utiles travaux.

Le médecin ne peut exercer son état avec
quelque avantage dans la ville qu'il a choisi ; s'il
ne s'occupe sans relâche à connaître la nature
du sol qu'il habite, sa qualité, sa disposition,
son histoire naturelle ; s'il ne recherche point le
principe des changemens, des variations, des ano-
malies que subissent la santé et les maladies
de ses concitoyens. C'est à force d'étudier les
qualités physiques et sensibles des airs, des
eaux, des lieux ; c'est à force de suivre les mu-
tations de l'atmosphère, la marche et la direction des vents ; c'est en mettant à contribution
et la météorologie et la physique terrestre, qu'il
pourra venir à bout de découvrir la nature de
tels et tels miasmes, de telles fièvres désastreuses,
*etc.* C'est à force d'étudier les mœurs de ses concitoyens, leur régime de vie, leur éducation,
leurs habitudes, leurs passions, leurs travaux,
qu'il reconnaîtra la cause des maladies, ou qu'il
les préviendra par ses salutaires avis. N'aura-t-il

pas bien mérité de la science et de l'humanité,
le médecin qui s'occupera d'un pareil travail !

En 1779, le docteur Raymond donna la topographie de Marseille; cet ouvrage, comme tout
ce qui sortait des mains de cet illustre médecin,
qui sera à jamais l'orgueil de notre cité, fut re-
gardé et reçu comme un vrai chef-d'œuvre, et
fut donné comme modèle à suivre en ce genre
de travail. Ce médecin était profondément con-
vaincu que la nature des lieux exerçait sur les
hommes de profondes influences, et que leur santé
n'en éprouvait pas de moins fortes de la part de
l'état moral et économique dont les arts font une
bonne partie; il composa dès-lors la topographie
de Marseille; cet ouvrage est divisé en deux
sections, la première renferme la topographie
médicale de Marseille et de son territoire, et la
seconde celle de ses environs. La section première comprend : 1° la situation, le sol, la construction de la ville et ses eaux. 2° Le port et la
mer. 3° L'étendue, la forme, le sol et les eaux
du territoire. 4° L'air et les météores. 5° Les
plantes et l'agriculture. 6° L'état politique et civil.
7° Le régime de vivre des habitans. 8° Le tempérament, leur constitution, leur naturel. 9°
La population et spécialement la longueur de la
vie moyenne. 10° Les hôpitaux, le Lazaret;

5

11° Les maladies de divers ordres de citoyens, particulièrement des artisans. 12° Les maladies endémiques ou familières. 15° Les moyens de corriger les vices du climat et de l'état économique. Ce plan, vaste et bien conçu, demandait, pour être exécuté, un médecin d'un jugement solide, un littérateur érudit, un moraliste profond, un physicien, un naturaliste ; notre illustre prédécesseur réunissait tous ces avantages. Ainsi que je l'ai fait sentir dans mon mémoire précédent, des changemens si grands ont été opérés dans Marseille ; on ne peut disconvenir que le climat a changé en quelque sorte, ainsi que les qualités de l'atmosphère : j'en donnerai les raisons physiques. Il y a eu changement notable dans le régime de vie des habitans, les mœurs, etc. Le commerce et l'industrie ont fait créer de nouveaux établissemens; il est important de les connaître jusque dans leurs plus petits détails. La révolution que nous avons éprouvée, a communiqué une nouvelle impulsion aux choses et aux hommes, et comme pour le médecin observateur rien n'est petit, rien n'est étranger, de tels changemens nécessitent de nouvelles recherches.

Affectueusement attaché au sol qui m'a vu naître, jaloux d'être utile à mes concitoyens,

plein d'amour pour mon art, plein de zèle pour
la recherche de la vérité, et par conséquent de
cette philosophie baconiène qui, pour me servir
de l'expression de l'illustre chancelier, est la
source et la racine de toute étude, capable de
faire avancer et croître la connaissance de l'homme
physique; je me propose de m'occuper de la
topographie médicale de la ville de Marseille.
En considérant, d'un côté, l'immensité de l'en-
treprise, et de l'autre mes faibles talens, n'ai-je
pas à craindre la punition que mérita la témérité
d'Icare? N'écoutant que mon zèle et l'utilité de
la chose, et non un vain désir de briller, je ré-
péterai ce que j'ai dit en commençant : *Da ve-*
*niam scriptis, quorum non gloria nobis causa,*
*sed utilitas officiumque fuit.*

Mon but, en m'occupant de la topographie de
Marseille, est de prendre pour guide l'hygiène
elle-même, et les parties dont elle se compose,
et d'en faire une application aussi exacte, aussi
raisonnée que possible au sujet que je traite,
et qui est entièrement du ressort de cette branche
de la médecine.

L'hygiène publique a deux classes d'objets à
considérer, savoir : les objets physiques et les
objets moraux ; de même mon ouvrage se divisera
en deux grandes classes, chacune desquelles

5.*

se subdivisera en autant de chapitres que le sujet comportera.

# PREMIERE CLASSE.

## Objets physiques.

1° Les objets physiques, en matière d'hygiène, comprenent les *lieux* : ici je m'occuperai du site de la ville de Marseille, des diverses dispositions des quartiers, des rues, des maisons, des changemens et embellissemens que cette intéressante cité a éprouvés. Je parlerai de sa population, ainsi que j'ai fait dans mon mémoire ; je signalerai trois classes principales d'habitans : division que l'observation la plus scrupuleuse m'a suggérée, et qui était commandée encore par leur différence de tempérament, d'habitudes, de mœurs et d'habitation. Ce chapitre offrira de plus le balancement des naissances et des décès et le terme moyen de la vie, et une description du territoire de Marseille.

2° Le second chapitre de la classe des objets physiques traitera de l'air, dont on étudiera la circulation, la température, ses vices en en recherchant la cause, que nous retrouverons dans les dévastations des montagnes et des forêts, et les différentes fabrications qu'une désastreuse industrie a trop multiplié. Nous parlerons ensuite des vents.

3º Le troisième chapitre traitera des eaux et de leurs qualités, des puits, fontaines, citernes et eaux d'arrosement de la ville de Marseille.

4º Les alimens et les boissons comprendront le quatrième chapitre. Nous parlerons de la manière dont se nourrit chaque classe d'habitans, de l'histoire de ces mêmes alimens et de leurs qualités plus ou moins hygiéniques.

5º Le chapitre cinquième parlera des vêtemens, de leurs avantages ou défauts; ici nous signalerons, avec franchise et sans ménagement, les ravages et les maux incalculables, effets de la tyrannique mode, en nous arrêtant à tous les âges et à tous les sexes.

6º L'exercice et le repos, où il sera fait mention des diverses professions, arts, métiers, et des maladies qui peuvent en résulter pour les artisans, feront l'objet du sixième et dernier chapitre de la classe des objets physiques.

## SECONDE CLASSE.

### Objets moraux.

Les objets moraux, en matière d'hygiène, comprennent :

1º La Religion, qui fera le sujet du premier chapitre, où il sera traité de son influence

sur les divers tempéramens, des églises, dont
le séjour n'est pas toujours sans danger, et de l'influence des cérémonies religieuses.

2° *La Police :* ici je m'appliquerai à signaler
celle des rues, des marchés, des inhumations, en
rendant toutefois justice aux magistrats que Marseille a possédés et possède en ce moment, et à
qui elle est redevable des plus grandes améliorations.

3° *Les Institutions publiques :* ce troisième
chapitre traitera des hôpitaux, des prisons, du
Lazaret, des spectacles, des différens établissemens
de bienfaisance, des établissemens créés pour
l'instruction, et de ceux qui doivent le jour au
génie et à la philanthropie de quelques individus,
pour l'avantage sanitaire des habitans ; des établissemens que Marseille est en droit de réclamer.
Des écoles et de l'éducation, où nous détaillerons,
avec franchise, les maladies incalculables ou les
avantages qui peuvent résulter pour les deux sexes,
d'une éducation bonne ou vicieuse. Dans ce
chapitre, les manufactures et les fabrications en
tout genre trouveront une place importante. Là,
seront examinés avec impartialité les désavantages
réels attachés aux fabriques de soudes factices,
et nous nous ferons un devoir de désigner un

site pour leur établissement, qui mettrait Marseille
et le terroir à l'abri de leurs atteintes.

4° Les coutumes propres aux Marseillais, selon
qu'elles sont utiles ou pernicieuses, leurs mœurs
et leurs passions comme pouvant être cause de
beaucoup de maladies, feront le sujet du cinquième
chapitre.

5° *Les préjugés populaires et médicinaux*,
qui ne sont que trop nombreux à Marseille,
feront le sujet du cinquième chapitre.

M. le comte de Villeneuve, préfet du dépar-
tement, des mains de qui j'ai eu l'avantage de
recevoir la médaille que la société académique
de médecine m'a décernée, ayant témoigné le
désir de lire le manuscrit de mon ouvrage, ce
magistrat m'a fait l'honneur de m'adresser la
lettre suivante, que je m'empresse de publier.
Son suffrage m'est d'autant plus précieux que
c'est celui d'un administrateur et d'un savant en
même tems, mes concitoyens sont à même d'ap-
précier chaque jour la réunion de ces deux bril-
lantes qualités chez M. le comte de Villeneuve.

Marseille, le 26 août 1819.

MONSIEUR,

J'ai lu, avec un vif intérêt, le Mémoire couronné par la société académique de médecine

de Marseille, sur l'influence que devait naturellement exercer sur la vie, les mœurs, et la santé
des Marseillais, leur changement d'habitation en
abandonnant l'ancienne ville pour s'établir dans
les nouveaux quartiers. Je vous félicite d'avoir
traité cette question avec autant de recherches
exactes que de talent, et l'académie de médecine
a rendu justice à vos connaissances.

Recevez, Monsieur, l'assurance de ma parfaite
considération,

*Le préfet des Bouches-du-Rhône,*

COMTE DE VILLENEUVE.

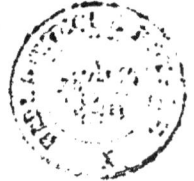